Ольга Сенькевич
Елена Сметанина

Анемии у недоношенных детей

AF153521

Ольга Сенькевич
Елена Сметанина

Анемии у недоношенных детей

LAP LAMBERT Academic Publishing

Impressum / **Выходные данные**

Bibliografische Information der Deutschen Nationalbibliothek: Die Deutsche Nationalbibliothek verzeichnet diese Publikation in der Deutschen Nationalbibliografie; detaillierte bibliografische Daten sind im Internet über http://dnb.d-nb.de abrufbar.
Alle in diesem Buch genannten Marken und Produktnamen unterliegen warenzeichen-, marken- oder patentrechtlichem Schutz bzw. sind Warenzeichen oder eingetragene Warenzeichen der jeweiligen Inhaber. Die Wiedergabe von Marken, Produktnamen, Gebrauchsnamen, Handelsnamen, Warenbezeichnungen u.s.w. in diesem Werk berechtigt auch ohne besondere Kennzeichnung nicht zu der Annahme, dass solche Namen im Sinne der Warenzeichen- und Markenschutzgesetzgebung als frei zu betrachten wären und daher von jedermann benutzt werden dürften.

Библиографическая информация, изданная Немецкой Национальной Библиотекой. Немецкая Национальная Библиотека включает данную публикацию в Немецкий Книжный Каталог; с подробными библиографическими данными можно ознакомиться в Интернете по адресу http://dnb.d-nb.de.
Любые названия марок и брендов, упомянутые в этой книге, принадлежат торговой марке, бренду или запатентованы и являются брендами соответствующих правообладателей. Использование названий брендов, названий товаров, торговых марок, описаний товаров, общих имён, и т.д. даже без точного упоминания в этой работе не является основанием того, что данные названия можно считать незарегистрированными под каким-либо брендом и не защищены законом о брендах и их можно использовать всем без ограничений.

Coverbild / Изображение на обложке предоставлено: www.ingimage.com

Verlag / Издатель:
LAP LAMBERT Academic Publishing
ist ein Imprint der / является торговой маркой
OmniScriptum GmbH & Co. KG
Heinrich-Böcking-Str. 6-8, 66121 Saarbrücken, Deutschland / Германия
Email / электронная почта: info@lap-publishing.com

Herstellung: siehe letzte Seite /
Напечатано: см. последнюю страницу
ISBN: 978-3-659-50436-5

Zugl. / Утверд.: Хабаровск, Дальневосточный государственный медицинский университет, 2012

ОГЛАВЛЕНИЕ

СПИСОК СОКРАЩЕНИЙ

ГФР – гемопоэтический фактор роста

ЖДА – железодефицитная анемия

КНМТ – крайне низкая масса тела

ОЖСС – общая железосвязывающая способность

ОНМТ – очень низкая масса тела

ОЦК – объем циркулирующей крови

РАН – ранняя анемия недоношенных

РчЭПО – рекомбинантный человеческий эритропоэтин

ЭМ – эритроцитная масса

ЭП - эритропоэтин

ВВЕДЕНИЕ

На фоне снижения рождаемости, неблагоприятных экологических и социально-экономических факторов, успехов в лечении различных форм бесплодия, привычного невынашивания, осложнений течения беременности отмечается вовлечение в репродуктивный процесс женщин с высоким риском перинатальных потерь (Сидельникова В.М, 2008; R. Black et al., 2008, Байбарина Е.Н., 2012).

Выживаемость недоношенных детей непосредственно зависит от срока гестации и массы тела при рождении (Сиротина З.В. и др., 2006; Шабалов Н.П., 2007, 2009). Вероятность летального исхода у новорождённых с массой тела при рождении от 1500 до 2500 г в 40 раз, а с массой ниже 1500 г – в 200 раз превышает таковую у детей с нормальным весом (Kugelman A. et al., 2007). Дети с массой тела 1500 г и ниже как правило, рождаются на сроке менее 30 – 31 недели гестации и составляют только 1% от всех живорождённых, но, в то же время, 70% случаев гибели в неонатальном периоде (за исключением детей с врождёнными аномалиями) приходится на детей массой тела до 1500 г (Шабалов Н.П., 2007, 2009).

Проблема выхаживания недоношенных новорожденных, особенно с массой тела при рождении менее 1500 г, и улучшение прогноза их дальнейшего развития до настоящего времени остается одной из актуальных в мировой и отечественной неонатологии (Кушнир С.М., 2010; Бочкова Л.Г., 2010, Сенькевич О.А. и др., 2010). Недоношенные дети составляют группу высокого риска по частоте заболеваемости и смертности, это, прежде всего, относится к детям с очень низкой массой тела при рождении (1500 г и менее, ОНМТ) и экстремально низкой массой тела при рождении (1000 г и менее, ЭНМТ) (Тимошенко В.Н., 2007; Байбарина Е.Н. и др., 2010). Они больше, чем доношенные новорожденные, подвержены высокому риску развития заболеваний и осложнений, которые могут быть для них фатальным, большую часть

3

которых можно предотвратить или купировать (Дегтярев Д.Н. и др., 2006; Баранов А.А. и др., 2010).

Одной из наиболее актуальных проблем на этапе выхаживания остаётся совершенствование методов профилактики и лечения ранней анемии недоношенных. Её частота, по данным разных авторов, колеблется от 16,5% до 91,3% и имеет обратную зависимость от гестационного возраста и массы тела при рождении (Качан Г.Л., 2006; Сахарова Е.С., 2002).

Основными причинами развития ранней анемии недоношенных являются неадекватно низкая продукция эритропоэтина, быстрое увеличение объема циркулирующей крови на фоне большей скорости прироста массы тела по сравнению с доношенными, укороченное время жизни эритроцитов, замедленное переключение синтеза с фетального гемоглобина на гемоглобин А, неблагоприятные факторы анте- и постнатального периода, перинатальные кровопотери.

Ранняя анемия недоношенных (РАН) стала серьезной проблемой современной неонатологии, а недоношенные новорожденные с низкой массой тела — потенциальными пациентами для проведения небезопасных трансфузий в первые 2–3 месяца жизни.

В течение последних десятилетий были достигнуты значительные успехи в трансфузионной медицине, которая стала более безопасной, но все еще остается риск трансмиссии целого ряда патогенных микроорганизмов, включая вирусы СПИД, гепатита В и С. Многие факторы, помимо инфекционных и неинфекционных осложнений, привели к ограничению свободного использования трансфузий в клинической медицине, а разработка и клиническое применение рекомбинантного человеческого эритропоэтина (ЭП) способствовало еще большему уменьшению клинического использования трансфузионной терапии.

Широкое использование гемотрансфузий у недоношенных детей сопряжено с риском передачи вирусных инфекций, а также угрозой депрессии эритропоэза. Поэтому поиск альтернативных гемотрансфузиям методов профилактики и лечения ранней анемии недоношенных является актуальным для практического здравоохранения.

КЛАССИФИКАЦИЯ АНЕМИЙ

Анемия – это клинико-гематологический симптомокомплекс, который проявляется патологическим уменьшением количества циркулирующих в крови эритроцитов, их качественными изменениями, снижением уровней гемоглобина и гематокрита в единице объема, а также бледностью кожи, слизистых и изменением внутренних органов.

Различают анемии:

- при рождении;

- анемии раннего неонатального периода (первые 6 суток);

- анемии позднего неонатального периода (с 7 по 28 день жизни).

Основные причины анемического синдрома у новорожденных:

1. Анемии при рождении обусловлены кровопотерей или гемолизом, идущим внутриутробно. До 10% всех неонатальных анемий составляет кровопотеря.

А. Кровопотеря: пренатальная (трансплацентарная, интраплацентарная и ретроплацентарная) и интранатальная.

Б. Гемолитическая болезнь новорожденных.

В. Угнетение эритропоэза внутриутробно.

2. Анемии раннего неонатального периода (первые 6 суток жизни).

А. Кровотечения.

Б. Гемолитическая болезнь новорожденных.

В. Наследственные гемолитические анемии.

3. Анемии позднего неонатального периода (с 7 по 28 день жизни).

А. Наследственные гемолитические анемии:

- связанные с нарушением мембраны эритроцитов;

- связанные с дефицитом ферментов эритроцитов;

- связанные с нарушением синтеза гемоглобина.

Б. Приобретенные гемолитические анемии: при цитомегаловирусной инфекции, токсоплазмозе, краснухе, вирусах Коксаки-В, сифилисе, возможен медикаментозный и токсический гемолиз.

В. Другие анемии (гипопластические).

Таким образом, основными причинами анемии являются: гемолиз, кровопотеря, угнетение эритропоэза внутриутробно.

Причины кровотечений у новорожденных:

1. Акушерская патология, пороки развития плаценты и пуповины:

- разрыв нормальной пуповины (стремительные роды, необычное расположение);

- гематома пуповины или плаценты;

- разрыв аномальной пуповины (варикоз, аневризма);

- разрыв аномальных сосудов, аберрантный сосуд, оболочное прикрепление, сообщающиеся сосуды в многодольчатой плаценте;

- повреждение плаценты при кесаревом сечении;

- предлежание плаценты;

- отслойка плаценты.

2. Скрытые кровотечения до родов:

- травматический амниоцентез;

- материнская травма;

- хронический и/или острый синдром трансфузий от близнеца к близнецу;

- хронические и/или острые фетоматеринские трансфузии;

- геморрагии после чрескожного забора пуповинной крови;

- травма после наружного поворота на головку.

3. Внутренние кровотечения (во время или после родов):

- подапоневротические геморрагии;

- гигантская кефалогематома;

- внутрижелудочковые или внутренние геморрагии (недоношенность, травма, изоиммунная тромбоцитопения);

- геморрагии, ассоциированные с диссеминированным внутрисосудистым свертыванием или сепсисом;

- травма органов (печень, селезенка, почки, надпочечники);

- легочные геморрагии;

- ятрогенная потеря крови (флеботомия, повреждения центрального катетера).

ЭРИТРОПОЭЗ:

Клеточная основа эритропоэза состоит из дифференциации, пролиферации, созревания эритроидных предшественников в костном мозге с последующим выходом эритроцитов в циркуляцию крови. Продолжающееся на протяжении всей жизни организма обновление клеток эритрона контролируется механизмами регуляции, которые поддерживают динамически устойчивое эритроцитарное равновесие.

Осуществляется эта регуляция гемопоэтическими ростовыми факторами (цитокинами). Они относятся к классу гликопротеиновых гормонов, и влияют на выживание, пролиферацию ранних предшественников, дифференцировку коммитированных и функциональную активность зрелых клеток.

Вырабатываются эти гемопоэтические факторы роста (ГФР) преимущественно в негемопоэтических мезенхимальных клетках, называемых стромальными. Эта гетерогенная группа состоит из фибробластов, эндотелиальных клеток, остеобластов и адипоцитов, располагающихся на эндостальной поверхности в костномозговой полости. Помимо этого, ГФР секретируются Т-лимфоцитами и моноцитами.

Гемопоэз регулируется несколькими гликопротеиновыми гормонами и паракринными пептидами и, прежде всего, эритропоэтином. Эритропоэтин не проходит через плаценту человека, стимуляция продукции эритропоэтина у матери не приводит к стимуляции продукции эритроцитов у плода (Володин Н.Н., 2007).

Во внутриутробном периоде эритропоэтин синтезируется в желточном мешке, позднее в печени, а после рождения – в почках. Почки не содержат запасов эритропоэтина и почечная его продукция составляет не более 10% от его общего количества. По мнению некоторых исследователей, печень и почки выделяют неактивный эритропоэтин, так называемый эритроген, который в сыворотке крови под влиянием специфического фермента эритрогенина, превращается в эритропоэтин (Von Kohorn et al., 2009). Печеночные ЭПО-циты, которые в основном образуют эритропоэтин у недоношенных детей, менее чувствительны к кислороду, чем их почечные аналоги. В почках синтез эритропоэтина постепенно начинается со 120-140 дня гестации и завершается к 40 суткам после рождения (Жетишев Р.А., 2003).

При проведении ЭПО-терапии большое значение имеет оценка состояния запасов железа в организме и метаболизм этого важнейшего для эритропоэза элемента. Ответная реакция на рч-ЭПО, вводимый пациенту, зависит от снабжения железом ЭПО-чувствительных клеток костного мозга. Вводимые дозы рч-ЭПО должны соответствовать имеющемуся в организме функционально доступному железу. В противном случае реакция костного мозга на ЭПО будет сниженной. При проведении ЭПО-терапии следует учитывать возможность развития недостаточности железа у пациентов. Универсальным правилом для врачей, проводящих ЭПО-терапию, должно быть обязательное назначение препарата железа во время первых 4-6 недель ЭПО-терапии всем пациентам, кроме тех, у кого повышено содержание сывороточного железа и степень насыщения трансферрина железом. Мониторинг показателей обмена железа у пациентов, получающих рч-ЭПО, позволяет своевременно и точно определить состояние железодефицитного эритропоэза. Существует несколько простых и доступных тестов для оценки метаболизма железа в организме. К ним относятся: уровень сывороточного железа, степень насыщения трансферрина железом и содержание сывороточного ферритина. К более сложным тестам нужно отнести: измерение концентрации сывороточных трансферриновых рецепторов, содержание протопорфирина в эритроцитах и количество гипохромных эритроцитов, определяемое некоторыми моделями современных геманализаторов.

Гематологические параметры нормальных плодов 10-17 и 18-21 недель внутриутробного развития (M ± SD) (Pahal G.S. с соавт., 2000)

Параметры	10-17 неделя	18-21 неделя
HGB (g/100 mL)	9,92 ± 1,12	11,69 ± 1,27
RBC (10^{12} cells/L)	1,81 ± 0,39	2,85 ± 0,36
MCV (fL)	154,9 ± 13,40	131,1 ± 11,0
MCH (pg)	52,4 ± 5,50	43,1 ± 2,70
MCHC (g/100 mL)	33,70 + 1,80	32 ± 2,40
Ht (%)	27,40 ± 3,69	37,3 ± 4,32
WBC (10^9 cells/L)	1,87 ± 1,72	2,57 ± 0,42
PLT (10^9 cells/L)	159 ± 34	234 ± 57

В мазке крови у новорожденных обнаруживаются несколько ядросодержащих эритроидных клеток, макроцитарные, нормохромные клетки и полихромазия. Даже у здоровых новорожденных могут наблюдаться анизацитоз и пойкилоцитоз, от 3 до 5% эритроцитов у них фрагментированы с образованием "мишеней" и деформацией поверхности (Баркаган З.С., 2005). Эти явления обусловлены явлениями возрастной физиологической незрелости большинства органов и систем, в том числе и системы гемостаза, присущей большинству новорожденных детей. В большей степени эти явления характерны для недоношенных новорожденных.

Таблица 1

Содержание гемоглобина (г/л) у недоношенных детей
(J. A. Stockman, P. A. De Alarcon, 1992)

Масса при рождении в граммах	Возраст в неделях				
	2	4	6	8	10
800-1000	160	100	87	80	80
колебания	(148-172)	68-132)	(70-102)	(71-98)	(69-102)
1001-1200	164	128	105	91	85
колебания	(141-187)	(78-153)	(72-123)	(78-104)	(70-100)
1201-1400	162	134	109	99	98
колебания	(136-188)	(88-162)	(85-133)	(80-118)	(84-113)
1401-1500	156	117	105	98	99
колебания	(134-178)	(97-137)	(91-119)	(84-120)	(84-114)
1501-2000	156	110	96	98	101
колебания	(135-177)	(96-140)	(88-115)	(84-121)	(86-118)

Агрегация эритроцитов у доношенных детей менее выражена, чем у взрослых. Особенно выражено снижение агрегации у недоношенных детей. Это ослабление агрегации у маловесных детей связывают с меньшим содержанием в крови фибриногена, и в меньшей степени, некоторых других плазменных белков (иммуноглобулинов, альбумина, трансферрина), которые при агрегации образуют мостики между эритроцитами. Эти особенности могут иметь определенное значение в меньшей склонности недоношенных детей к тромботическим проявлениям. Однако, учитывая определенную роль агрегации эритроцитов в коагуляции, ее ослабление может иметь значение в развитии внутричерепных кровоизлияний. Обычно агрегация эритроцитов происходит в венозной части сосудистого русла, где кровоток и давление ниже, чем в артериальной части. Однако агрегация эритроцитов может происходить и в других участках кровообращения при патологических состояниях сопровождающихся снижением кровотока, как при шоке. Увеличение агрегации эритроцитов, связанное с высоким уровнем фибриногена, может вызвать замедление скорости кровотока. Указанный механизм рассматривается как один из возможных факторов в патогенезе циркуляторных и тромбоэмболических осложнений при септицемии, беременности, диабете. Кроме того, важно учесть, что переливание плазмы взрослых доноров, содержащей большее количество плазменных белков, или трансфузия декстранов может усиливать агрегацию эритроцитов у новорожденных детей.

Уровень сывороточного железа в пуповинной крови новорожденных в норме повышен и составляет в среднем 154 ± 41 мгк/100 мл (Конь И.Я., Куркова В.И., 2001). Общая железосвязывающая способность сыворотки повышается на протяжении 1 года жизни, среднее насыщение трансферрина уменьшается с 67% (на 15 сутки жизни) до 23% (к 12 месяцам жизни) (Жетишев Р.А., 2003). Уровень сывороточного ферритина при рождении высокий, в среднем 160 мкг/л, в течение первого месяца жизни еще более повышается, к 12 месяцам жизни снижается до 31 мкг/л (Сахарова Е.С., Кешишян Е.С., 2004).

РОЛЬ ЖЕЛЕЗА В ФОРМИРОВАНИИ АНЕМИЙ
ПЕРИНАТАЛЬНОГО ПЕРИОДЕ

Установлено, что существует прямая корреляция между уровнем железа и сроком гестации. В то же время, исследования, посвященные изучению метаболизма железа при РАН, немногочисленны (Казюкова Т.В. и др., 2006).

Железодефицитные анемии (ЖДА) — часто встречающееся заболевание, для которого характерно снижение содержания гемоглобина в эритроцитах вследствие дефицита железа в организме, что и проявляется гипохромией и тенденцией к микроцитозу (Коровина Н.А. и др., 2005).

Ведущей причиной является дефицит железа, которое является обязательным и незаменимым компонентом различных белков и ферментативных систем, обеспечивающих необходимый уровень системного и клеточного аэробного метаболизма, а также окислительно-восстановительного гомеостаза в организме в целом. Железо играет важную роль в поддержании высокого уровня иммунной резистентности, адекватное его содержание в организме способствует полноценному функционированию факторов неспецифической защиты, клеточного и местного иммунитета (Rao R. et al., 2007). Нормальное содержание железа в организме необходимо для полноценного фагоцитоза, высокой активности естественных киллеров и бактерицидной способности сыворотки, а также синтеза лизоцима, интерферона (Низовцева О.А., 2010; Hallguist N.A., Sherman R., 1989; Hasan S.M. et al., 1989).

Одной из причин ЖДА у детей является снижение депонирования железа в антенатальном периоде, из факторов риска наиболее значимыми являются токсикоз первой половины беременности и курение матери. Причем, чем более выражен антенатальный дефицит железа, тем ниже вес при рождении, тем чаще регистрируются инфекционные заболевания, тем тяжелее постнатальный железодефицит (Raiten D. J. et al., 2007, Малкоч А.В., 2013).

Гемопоэз осуществляется преимущественно за счет депо железа, создание которого у плода в виде ферритина идет с ранних сроков гестации, интенсивно нарастая в позднем фетальном периоде. Около 70% гемового железа у детей до двух лет имеет материнское происхождение (Конь И.Я., 2001). Обеспеченность плода ферритином зависит от содержания железа в организме женщины и состояния фетоплацентарного барьера. Гестозы, обострения хронических воспалительных процессов во второй половине беременности нарушают функции фетоплацентарного барьера, что затрудняет утилизацию железа плодом. Недоношенные новорожденные всегда имеют низкий уровень депонированного железа (Коноводова Е. Н., Якунина Н. А., 2010). Кроме того, известно, что организм плода вследствие быстрого роста требует большого количества железа для обеспечения энергетических процессов, но избыток железа может приводить его к гибели из-за несовершенства антиоксидантной защиты (Казюкова Т.В., 2009). Биологический путь антенатального развития настолько значим для здоровья, что даже незначительные отклонения в обеспеченности микронутриентами, в том числе, железа, могут проявляться в дальнейшем пожизненной недостаточностью иммунитета, нарушениями нервно-психических функций (Казюкова Т.В., 2012).

При высокой значимости физиологического уровня железа в развитии ребенка, особенно недоношенного, роль железа в происхождении именно РАН, возможно, не так существенна, как других факторов (ятрогенных, инфекционных, дефицита белка, витаминов и др.).

Непосредственной причиной развития ЖДА у ребенка является дефицит железа в организме, который зависит от обеспеченности плода железом внутриутробно и новорожденного железом после рождения (экзогенное поступление железа в составе грудного молока или смесей и утилизация железа из эндогенных запасов).

Железо в организме распределяется в следующем виде:

- функциональное железо (гемоглобин — 60% железа; миоглобин — белок, переносящий O_2 в мышцах, — 9%; гемовые и негемовые ферменты — 1%);
- транспортное железо (трансферрин);
- депонированное железо (ферритин, гемосидерин) — 30%.

Депо железа (величина непостоянная) — разница между поступившим и выделенным из организма железом. **Метаболизм железа** — высокоорганизованный процесс, при

13

котором практически все железо, высвобождающееся при распаде Hb и других железосодержащих белков, вновь утилизируется. Механизм развития дефицита железа у новорожденных обеспечивается:

- высокой интенсивностью метаболических процессов в постнатальном периоде с быстрым истощением фетальных запасов железа;
- низкой активностью процессов реутилизации эндогенного железа;
- отсутствием полного покрытия физиологической потребности в железе (не менее 0,5 мг/кг/сут) алиментарным путем.

Группу риска по развитию железодефицитных состояний и ЖДА составляют:

- новорожденные, родившиеся от многоплодной беременности;
- новорожденные с перинатальными кровопотерями;
- новорожденные, родившиеся у женщин с ЖДА, обострениями хронических соматических и инфекционных заболеваний, тяжелыми гестозами;
- новорожденные с постнатальной патологией (гипотрофия, дисбактериоз, инфекционные заболевания);
- недоношенные дети, которые представляют основную группу детей по развитию ЖДА, так как кроветворение недоношенных новорожденных с 5-3-месячного возраста вступает в железодефицитную фазу с развитием поздней анемии недоношенных.

Дополнительным фактором, приводящим к быстрому истощению запасов железа у недоношенных детей с развитием ЖДА, является эритропоэтинотерапия.

Учитывая важную роль железа в организме и патологическое влияние ЖДА на развитие новорожденного, **основой лечебно-профилактических мероприятий являются:**

- предупреждение возникновения или устранения дефицита железа в организме;
- восстановление и обеспечение запасов железа в организме.

Таким образом, нет научных данных о влиянии трансфузий донорских эритроцитсодержащих сред, а также применения препаратов эритропоэтина на состояние клеточного иммунитета новорожденных с ЭНМТ и ОНМТ при рождении. Также остаются малоизученными параметры клеточного иммунитета недоношенных, перенесших многократные гемотрансфузии в периоде новорожденности, их взаимосвязь с риском развития инфекционно-воспалительных заболеваний.

Не смотря на высокую распространенность анемии, на сегодняшний день остаются не до конца решенными вопросы профилактики и ранней реабилитации. Меры предупреждения развития патологических состояний при лечении анемии у недоношенных новорожденных с ЭНМТ и ОНМТ вызывают трудности в реализации.

РАННЯЯ АНЕМИЯ НЕДОНОШЕННЫХ

Под анемией понимают состояние, характеризующееся нарушением баланса эритроцитов, то есть снижением интенсивности образования или повышенной деструкцией эритроцитов, либо сочетанием обоих факторов. Кроме того, анемия определяется как состояние гипоксемии, связанное со снижением числа циркулирующих эритроцитов и/или их способности восполнять потребности тканей в кислороде (Румянцев А.Г., 2011).

Ранняя анемия недоношенных (РАН) - развивается к концу первого – начала второго месяца жизни, имеет нормохромно-нормоцитарный характер и является транзиторной, гипорегенераторной анемией в результате временных нарушений продукции эритропоэтина (Жетишев Р.А., 2003).

Анемия недоношенных была впервые описана Shulman J. (1959), который выделил в этом состоянии 3 фазы. Первая фаза, обозначенная им как «ранняя анемия недоношенных», характеризовалась начальным падением уровня гемоглобина. Второй или «промежуточной» фазе соответствовало сохранение низких уровней гемоглобина. Третья, «поздняя» фаза характеризовалась продолжающимся падением уровня гемоглобина с появлением симптомов, свойственных гипоксии тканей.

В современной неонатологии "ранняя" анемия недоношенных (РАН) занимает особое место среди дефицитных анемий грудного возраста и имеет сложный патогенез. Она развивается на 1 - 2 месяце жизни более чем у половины преждевременно рожденных детей, особенно при наличии неблагоприятного преморбидного фона (внутричерепная родовая травма, пренатальная дистрофия, инфекция) (Aher S., et al., 2008).

Основными причинами развития РАН считают усиленный "физиологический" гемолиз эритроцитов, содержащих фетальный гемоглобин и недостаточную функциональную и морфологическую зрелость костного мозга, обусловленную преждевременным рождением. Большое значение придается также снижению продукции тканевых эритропоэтинов вследствие гипероксии, возникающей при рождении ребенка. Установлено, что с началом самостоятельного дыхания насыщение артериальной крови кислородом увеличивается с 45 до 95%, вследствие чего резко тормозится эритропоэз (Волчанский Е. и др., 2009). Одновременно уровень эритропоэтина, высокий у плода, снижается до неопределяемого (Domeloff M., 2001).

Теория незрелости костномозгового кроветворения явилась одним из первых представлений о патогенезе ранней анемии у недоношенных новорожденных в связи со свойственной им морфологической и функциональной незрелостью организма. Однако исследование пунктатов костного мозга и количественного определения суточного эритропоэза у недоношенных новорожденных подтвердили достаточную активность у них костного мозга, что опровергало представление о его функциональной неполноценности.

Многими авторами было также отмечено, что неонатальные эритроциты сохраняют черты, свойственные эритроцитам пуповинной крови: они большие по размеру и среднему корпускулярному объему, содержат много гемоглобина. У недоношенных новорожденных чаще встречаются эритроциты неправильной формы (акантоциты, кератоциты, шизоциты, сфероциты и др.), которым свойственна пониженная гибкость и сокращенная продолжительность жизни за счет внутриэритроцитарных причин (недостаточность витамина Е, особенность ферментного спектра и другие). Исследования показали, что недостаток витамина Е наиболее выражен у детей с массой тела при рождении менее 1500 г и может быть вызван недостаточной его трансплацентарной передачей ввиду раннего рождения.

В мазке крови у новорожденного обнаруживаются несколько ядросодержащих эритроидных клеток, макроцитарные, нормохромные клетки и полихромазия. Даже у здоровых новорожденных могут наблюдаться анизацитоз и пойкилоцитоз, от 3 до 5% эритроцитов у них фрагментированы с образованием "мишеней" и деформацией поверхности (Баркаган З.С., 2005; Von Kohorn et al., 2009).

В развитии анемии недоношенных играет роль ряд факторов (Shannon K., 1990):

1. Укороченная продолжительность жизни эритроцитов, т.к. в норме у недоношенных до 27% эритроцитов аномальной формы;

2. Со 2 недели наблюдается снижение содержание фосфолипидов и повышается содержание холестерина, прогрессирующие к 6 неделе жизни;

17

3. Пролонгированная циркуляция и поздняя смена фетального гемоглобина;

4. Особенность обмена белков, витаминов, микроэлементов; сниженной концентрации транспортного белка – трансферрина, синтез которого осуществляется в печени;

5. Инфекционные агенты, в частности грамотрицательная флора, для жизнедеятельности которой необходимо активное потребление железа;

6. Сниженной продукции эритроцитов из-за дефицита железа (особенно большое количество железа поступает к плоду в последние 2 месяца беременности, 0,1-0,2 г железа (2/3 его запасов) содержится в гемоглобине эритроцитов;

7. Нарушения метаболизма железа в нормобластах (у недоношенных новорожденных при гемолизе железо не утилизируется);

8. Отрицательный баланс железа (повышенная экскреция железа с калом);

9. Ятрогенные причины (частый забор крови у новорожденных для лабораторных исследований). В связи с необходимостью проведения большого количества лабораторных исследований при проведении интенсивной терапии у новорожденных важно следить за объемом крови с тем, чтобы адекватно его заместить. В течение 1 недели жизни у ребенка для лабораторных анализов берется около 40 мл крови: по отношению к общему объему крови эти потери крайне велики. *Забор 1 мл крови у ребенка массой 1 кг эквивалентен 70,0 мл крови у взрослого человека.* По этой причине все усилия врачей направлены на ограничение второстепенных лабораторных исследований.

К факторам риска, влияющим на степень тяжести ранней анемии недоношенных, относятся:

– со стороны матери – экстрагенитальная патология и гестоз первой и второй половины беременности;

– со стороны ребенка – гестационный возраст 28-26 недель, тяжелая асфиксия при рождении, двусторонние внутрижелудочковые кровоизлияния третьей степени, инфекции перинатального периода, ОРВИ, долговременная кислородная терапия.

Исследования продемонстрировали, что у недоношенных детей при развитии анемии продукция эндогенного эритропоэтина снижена, наряду с нормальным количеством эритроидных посредников, способных реагировать на эритропоэтин. Эта патофизиологическая особенность легла в основу терапии ранней анемии недоношенных с помощью препаратов человеческого рекомбинантного эритропоэтина. Дополнительное введение железа и белка благоприятно влияет на эритропоэз, смягчает протекание анемии, стабилизирует гематологические показатели и приводит к значительному снижению потребности в трансфузиях эритромассы.

В 21 веке с применением эритропоэтинтерапии количество трансфузий значительно уменьшилось и проводится только детям с тяжелой септической патологией или внутрижелудочковыми кровоизлияниями третьей и четвертой степеней. Недоношенные новорожденные, особенно с массой тела 1500 г и меньше, а также дети от многоплодной беременности составляют основную группу риска по развитию железодефицитной анемии недоношенных. Это объясняется изначально небольшим депо железа, большой потребностью в процессе роста и недостаточным поступлением железа с питанием.

Частота возникновения железодефицитной анемии недоношенных составляет 50-100% и зависит от степени недоношенности, воздействия вредных факторов в перинатальном периоде (гестоз, анемия беременных, хронические болезни матери, инфекции, перинатальные кровопотери), характера выхаживания и вскармливания, патологии постнатального периода (дисбактериоз, гипотрофия, рахит), а также от своевременности и качества профилактики анемии препаратами железа. Благодаря назначению препаратов железа (актиферрин, гемоферон) с профилактической целью частота развития железодефицитной анемии недоношенных снижается на 80%.

КЛИНИКА РАННЕЙ АНЕМИИ НЕДОНОШЕННЫХ

Основными клиническими симптомами ранней анемии недоношенных новорожденных являются тахикардия и тахипное, появление систолического шума, бледность кожных покровов, снижение двигательной активности, мышечного тонуса и прибавки массы тела. У детей с кардио-респираторными проблемами эти симптомы могут стать жизнеугрожающими. Недоношенные младенцы при благоприятной клинической ситуации могут находиться в относительно удовлетворительном состоянии даже при снижении уровня гемоглобина до 70 г/л, больные же дети (например, при бронхолегочной дисплазии, сепсисе, пневмонии) могут потребовать увеличения кислородтранспортного объема (т. е. переливания эритроцитсодержащих сред) при значительно более высоком уровне гемоглобина.

Появление клинических симптомов анемии у «здоровых» недоношенных новорожденных является физиологической компенсаторной реакцией организма на понижение оксигенации тканей в результате развития анемии.

Клинические симптомы РАН: увеличение ЧСС и ЧД, функциональный систолический шум на верхушке сердца, усиление бледности кожных покровов ("молочный ребенок"), снижение двигательной активности, мышечного тонуса, задержка прироста веса. Задержка прироста веса в сочетании со снижением гематокрита до 30% и гемоглобина до 100 г/л и другими признаками дистресса (тахикардия, затрудненное дыхание, низкая активность) - *показания к назначению терапии*

Клиническая классификация ранней анемии недоношенных детей (Н.М. Пясецкая, 2000)

Клинические проявления	Степень тяжести ранней анемии недоношенных (по уровню гемоглобина #)		
	I (100-85 г/л)	II (84-70 г/л)	III (< 70 г/л)
ЧСС в минуту	140-150	145-155	150-160
ЧД в минуту	40-55	45-50	51-60 и <
Апноэ	Отсутствует	Отсутствует	Отсутствует
Тоны сердца	Ясные	Ясные или слегка приглушенные	Умеренно приглушенные*
Систолический шум (функциональный)	Отсутствует	Чаще отсутствует*	Выслушивается **
Цвет кожи	Розовый	Бледно-розовый	Бледный
Характер весовой кривой	Ежедневная прибавка массы тела	Сниженная ежедневная прибавка массы тела, возможно приостановление прибавки массы тела	Сниженная ежедневная прибавка массы тела, возможно приостановление роста массы тела
Двигательная активность	Удовлетворительная	Умеренно снижена	Снижена
Мышечный тонус	Удовлетворительный	Умеренно сниженный	Сниженный

Примечание:

* – встречается в 30% случаев;

** – встречается в 50% случаев.

Недоношенные дети улучшают доставку O_2 тканям путем:

- гиперфункцией сердечной деятельности (тахикардия),

- перераспределением крови (бледность кожных покровов),
- повышением газообмена в легких (тахипноэ).

По мнению G. Jorch и соавт. (1998) при прогрессировании анемии происходит периферическое «шунтирование» с последующей централизацией кровообращения, которая ведет к появлению бледности кожи, снижению мышечного тонуса и двигательной активности.

Учащением ЧСС и ЧД недоношенные новорожденные обеспечивают свой кислородный спрос. Однако, длительно сохраняющаяся анемия или ее прогрессирование (гемоглобин 70 г/л и ниже) приводят к учащению развития и выраженности вышеперечисленных симптомов, которые можно считать клиническими симптомами ранней анемии недоношенных.

Несмотря на то, что недоношенные дети способны компенсировать анемию, необходимо помнить, что компенсаторные возможности у них ограничены ввиду общей незрелости организма, и своевременно проводить мероприятия, предупреждающие как развитие, так и прогрессирование

Современные принципы лечения ранней анемии недоношенных

Применение рекомбинантного человеческого эритропоэтина при лечении ран у недоношенных новорожденных:

Фактор, способный стимулировать продукцию красных кровяных телец, был обнаружен еще в 1906 году в плазме крови кроликов с анемией и обозначен как гемопоэтин. С 1950 года, когда была доказана роль гемопоэтина, как основного регулятора количества эритроцитов, стали использовать термин эритропоэтин. В чистом виде эритропоэтин был получен в лишь в 1977 году, а удовлетворительный и высокочувствительный метод оценки его активности разработан в 1979 г (Захаров Ю.М., 2009; Von Kohorn et al., 2009). Эритропоэтин представляет собой гликопротеид, содержащий сиаловую кислоту. При электрофорезе мигрирует с альфа-глобулинами и сохраняет активность при рН=3-10. Он относится к числу веществ со сравнительно медленным метаболизмом (Батман Ю.А., с соавт. 2011; Robin K. Ohls, 2001). В опыте на мышах было доказано функциональное взаимодействие рецептора эритропоэтина с субъединицей β, входящей в состав рецептора колониестимулирующего фактора гранулоцитарно-моноцитарного, интерлейкинов-3, и -5. (Захаров Ю.М., 2009). Данное исследование доказывает возможное опосредованное влияние эритропоэтина на иммунную систему, но нуждается в дальнейшем изучении у людей.

Оптимальная доза и кратность введения рЭП для глубоконедоношенных детей

В работе J. Messer et al. (1993) изучали влияние трех различных доз рЭП: 300 ЕД/кг/нед, 600 ЕД/кг/нед и 900 ЕД/кг/нед. Препарат вводили подкожно через день, в течение 6 недель. Во всех случаях отмечалось усиление эритропоэза и сокращение частоты гемотрансфузий, в сравнении с контрольной группой. Увеличение числа ретикулоцитов было значительнее при назначении большей дозы рЭП. Уровень гемоглобина, гематокрита и количество переливаний ЭМ не зависело от используемой дозы. В 1998 году были опубликованы результаты Европейского мультицентрового исследования. В этом изучении 184 детям с массой тела при рождении 500-999 г. с 3-5 дня жизни назначали рЭП подкожно, через день, по 750 ЕД/кг или 1500 ЕД/кг в неделю. Терапия продолжалась до 37 недель постконцептуального возраста. В результате, было выявлено усиление эритропоэза в обеих группах новорожденных, но преимущества использования более высокой дозы рЭП, судя по показателям красной крови и числу трансфузий ЭМ, не отмечены. В исследовании M.S. Brown с соавт. (1999) было проведено сравнительное изучение эффективности 2-х и 5-и разового введения рЭП в течение недели. Доза составляла 500 ЕД/кг/нед. Препарат вводили подкожно. Продолжалось изучение 28 дней. Кратность введения препарата не повлияла на величину HGB, HCT и частоту гемотрансфузий. Отмечена лишь более выраженная ретикулоцитарная реакция при введении рЭП 5 раз в неделю.

В Английской неонатальной фармакопее (1998) для профилактики и лечения РАН рекомендуется использование рЭП по 250 ЕД/кг в виде подкожных инъекций 3 раза в неделю в течение 4-6 недель. Вероятно, это наиболее оптимальная доза и кратность введения препарата, исходя из современных представлений о фармакокинетике препарата у новорожденных детей.

В случае назначения рЭП детям с экстремально низкой массой тела с первых дней жизни, целесообразно введение препарата внутривенно в недельной дозе 750 ЕД/кг в течение первых двух недель жизни, с последующим переходом на вышеописанный режим назначения.

Большинство исследователей применяли рекомбинантный человеческий эритропоэтин – эпрекс, Eprex, Epoetin alfa фирмы "Cilag", Швейцария.

Эритропоэтин является безопасным и достоверно эффективным методом как профилактики, так и лечения РАН в комплексе с препаратами железа и витаминами. С целью повышения уровня эритропоэза питание недоношенных детей должно содержать достаточное количество белка, норма которого высчитывается ежедневно. Препарат стабилизирует показатели эритропоэза и позволяет уменьшить частоту тяжелых форм ранней анемии недоношенных, в том числе снизить до минимума показания к гемотрансфузии (Батман Ю.А. и др.; 2011; Klipp M., 2007; Von Kohorn et al., 2009).

Существуют различные подходы и режимы проведения эритропоэтин-терапии при анемиях у недоношенных детей (Aher S.M., Ohlsson A., 2007). Однако результаты исследований, проведенные в 2006-2008 годах, рекомендуют вводить его подкожно в дозе 200 МЕ/кг (200 мг/кг) 3 раза в неделю (через день) с 14 дня жизни в течение 4-6 недель в зависимости от клинико-гематологических показателей (Дмитриев А.В. и др., 2009; McPherson R.J., Juul S.E. et al., 2010), средний курс предполагает 10 инъекций. Длительность терапии определяется клинико-лабораторными показателями: содержанием эритроцитов, лейкоцитов, тромбоцитов, ретикулоцитов, гемоглобина, гематокрита, средним содержанием гемоглобина в эритроците, уровнем ферритина, трансферрина, железа и 2,3-дифосфоглицерата в сыворотке крови до, вовремя и после лечения (Maier R.F, 2002). Применение рекомбинантного человеческого эритропоэтина существенно снижает частоту развития тяжёлых форм ранней анемии недоношенных у детей с очень низкой и экстремально низкой массой тела при рождении (Батман Ю.А. и соавт., 2011). Использование препарата в дозе 500 МЕ/кг/неделю снижает потребность в заместительных гемотрансфузиях на 75 %, в дозе 1000 МЕ/кг/неделю - позволяет полностью их исключить (Дмитриев А.В., 2009).

При подкожном введении препарата его концентрация в крови нарастает медленно и достигает максимума в период от 12 до 18 часов после введения. В ряде работ отмечено усиление эритропоэза при парентеральном введении железа, по сравнению с пероральным (Robin K. Ohls, 2001).

При использовании РЧЭ-терапии удается полностью исключить необходимость в трансфузиях эритроцитов у большинства новорожденных. Однако, окончательно вопрос об оптимальной дозе и пути введения железа у недоношенных новорожденных, получающих РЧЭ, не решен (Donato, Hugo, 2009).

Существует современная схема лечения РАН препаратами эритропоэтина.

Протокол применения рекомбинантного человеческого эритропоэтина (препарат Рекормон F. HOFFMAN-Za ROCHEL Ltd, регистрационный № 014262/02-2002, 31.07.2002) для профилактики и лечения:

- Показания к включению в протокол:
  - ✓ Масса при рождении менее 1500 г;
  - ✓ Гестационный возраст менее 30 недель;
  - ✓ Постнатальный возраст более 8 суток жизни.

- Лабораторные исследования:
  - ✓ Перед началом введения: общий анализ крови с подсчетом количества эритроцитов, ретикулоцитов, тромбоцитов, уровня гемоглобина, гематокрита;
  - ✓ На фоне лечения: общий анализ крови с подсчетом ретикулоцитов, тромбоцитов, гематокрита – 1 раз в 2 недели;
  - ✓ После окончания введения РЧЭ: общий анализ крови, концентрация сывороточного железа, ферритина, ОЖСС.

Показания к применению:

- Ранняя анемия у новорожденных недоношенных детей.

- Поздняя анемия у новорожденных с гемолитической болезнью, перенесших внутриутробное переливание эритроцитарной массы или постнатальные заменные и дробные переливания крови, характеризующиеся неадекватно низкой относительно степени анемии продукцией эритропоэтина.

- Стимуляция эритропоэза при поздней гипорегенеративной анемии у новорожденных с гемолитической болезнью.

Современная схема применения рекомбинантного человеческого эритропоэтина не предусматривает предварительного определения уровня железа в сыворотке крови, однако, учитывая большую распространенность анемий с высоким или нормальным уровнем железа в организме (сидероахристические анемии) необходимо предварительное исследование содержания железа в организме. При этом недопустимо рутинное назначение препаратов железа при РАН без верификации дефицита железа в организме. Данная тактика особенно актуальна в Хабаровском крае с высоким уровнем содержания железа в окружающей среде и большой распространенностью сидероахристических анемий среди женщин фертильного возраста и беременных (Супрун С.В., 2009).

В сегмент "коротких" эритропоэтинов входят Эпрекс, Рекормон и др. Им на смену приходят эритропоэтины "длинные" - пролонгированного действия, имеющие преимущества перед эпоэтинами альфа и бета (дарбэпоэтин Аранесп).

Дефицит железа у недоношенных младенцев в настоящее время рассматривается как важный фактор, лимитирующий применение эритропоэтина (Казюкова Т.В. с соавт., 2006). Другой причиной «нереагирования» эритропоэза на введение эритропоэтина является подавление его синтеза во время беременности. При хронической инфекции повышение уровня интерлейкина или гамма-интерферона подавляет эритропоэз, с чем и связана неудовлетворительная реакция на лечение эритропоэтином недоношенных детей с проявлениями синдрома внутриутробного инфицирования и сепсиса (Sandra E, 2008).

К числу редких побочных проявлений эритропоэтина можно отнести нарастание эозинофилии у недоношенных, повышение концентрации калия и фосфатов в сыворотке, тромбоцитопения, реакции в месте инъекции (Дмитриев А.В. с соавт, 2009).

Существуют данные о положительном влиянии максимально раннего назначения эритропоэтина для профилактики переливания эритроцитарной массы у недоношенных новорожденных и новорожденных с низкой массой тела при рождении (Бурцева Т.И. с соавт., 2009; Ohlsson A. et al., 2007).

Стандартная фармакотерапия анемий у недоношенных детей

Основные принципы терапии новорожденных:

1). Температурная поддержка.

2). Кислородная поддержка (анемия способствует уменьшению кислородной емкости крови).

3). Энергетическая поддержка - вид и способ питания зависят от состояния ребенка. Оптимальным питанием для младенцев является грудное материнское молоко и своевременное введение прикормов, а при его отсутствии - высоко адаптированные молочные смеси, обогащенными сывороточными белками, таурином, карнитином и микроэлементами. Детям старше 7 месяцев в ежедневный рацион рекомендуется включать мясные продукты с овощным гарниром. Вместе с тем, пищевое железо лишь обеспечивает физиологическую суточную потребность, но не восполняет его дефицита.

В основу ранее существующих схем профилактики и лечения РАН легли положения, основанные на том, что ее возникновение связано с повышенным гемолизом эритроцитов в результате дефицита витамина E, B_{12}, фолиевой кислоты, быстрым ростом ребенка и другими факторами (Смирнов В.В., 2004; Шабалов Н.П. 2009).

Что касается витамина E, то некоторые авторы рекомендуют подходить дифференцированно к вопросу его назначения недоношенным детям. Это обусловлено высокой частотой возникновения некротического энтероколита, сепсиса, кровоточивости и самой анемии у недоношенных детей. С другой стороны, оправдано назначение витамина E недоношенным детям, родившимся в состоянии гипоксии и детям, подвергающимся интенсивной кислородотерапии, у которых имеются нарушения свободно-радикального окисления липидов, а также детям, получающим препараты железа, так как витамин E, стимулируя синтез гема, является синергистом противоанемического действия препаратов железа.

Теоретически обоснована и практически была подтверждена необходимость назначения витаминов B_6, B_{12}, А, С и фолиевой кислоты, микроэлементов (цинк, медь, марганец и др.), участвующих в кроветворении. Назначение микроэлементов недоношенным новорожденным обосновывается их необходимостью для активации ферментов, участвующих в утилизации железа, внедрении его в гем, синтезе порфирина и созревании ретикулоцитов, что приводит к увеличению гемоглобина и числа эритроцитов.

Как известно, с помощью витаминов B_{12} и С, фолиевая кислота превращается в активные формы – дигидрофолиевую и тетрафолиевую кислоты, необходимые для синтеза нуклеиновых кислот и белков, для деления клеток, в том числе кроветворных. Наибольшая активность фолиевой кислоты проявляется в виде стимуляции эритропоэза и лейкопоэза, поэтому недоношенные дети ГВ меньше 32 недель нуждаются в значительно большем количестве фолиевой кислоты (1 мг/кг в сутки на протяжении 2-3 мес), так как наименьший ее уровень отмечается в возрасте 6-8 недель, когда наблюдается интенсивный рост детей и соответственно высокая потребность в фолиевой кислоте. При недостатке фолиевой кислоты нарушается процесс деления клеток и синтез гемоглобина. В результате этого может произойти переход нормального кроветворения в мегалобластический с неэффективным эритропоэзом, что выражается в повышенном внутрикостномозговом разрушении клеток эритроидного ряда и мегалоцитозе эритроцитов крови.

Спорным долгое время оставался вопрос о назначении препаратов железа. Учитывая сниженные фетальные запасы железа, отрицательный баланс и повышенную абсорбцию железа в желудочно-кишечном тракте, а также прогрессирующее снижение уровня сывороточного железа у недоношенных детей к 2-3 месячному возрасту, в литературе имеются рекомендации об использовании препаратов железа в профилактике РАН.

Исследования последних лет показали, что препараты железа, применяемые с профилактической целью, не предотвращали развитие РАН. По мере изучения патогенетических механизмов развития РАН к назначению ранней ферротерапии (раньше 1,5-2 месяцев) стали относиться с осторожностью. По мнению G.C. Alistair (1996), назначение препаратов железа недоношенным новорожденным в течение первого месяца жизни не обосновано, за исключением случаев, когда назначается эритропоэтин.

Важное значение в профилактике РАН придается уходу, предупреждению охлаждения, рациональному питанию, коррекции респираторных нарушений, минимизации ятрогенных потерь крови (Von Kohorn et al., 2009).

Таблица 3

Фармакотерапия РАН

Препарат	Доза
Препараты железа	2-3 мг/кг/сут
Витамин Е	25 МЕ/сут
Фолиевая кислота	1-2 мг/сут
Витамин С	30-50 мг/сут

По образному выражению известных российских гематологов А.Г. Румянцев и В.А. Аграненко (2002) «**в период новорожденности принять решение о трансфузии представляет такие трудности, каких нет ни в каком другом периоде жизни человека**».

Методика кровесбережения в неонатологии

- Плацентарная аутотрансфузия: отсроченное пережатие пуповины (ранее пережатие 5-10 сек, позднее – 30-45 сек), «милкинг» пуповины; забор крови из пуповины с последующей трансфузией по показаниям;

- Снижение ятрогенной кровопотери;

- Назначение ЭПО.

Трансфузия эритроцитарной массы давностью не более 3-х дней консервации - идеальное заместительное средство возмещения **острых** кровопотерь.

Кровесберегающие технологии в неонатологии

Достижения современной науки и техники позволяют добиться существенных успехов в лечении и выхаживании глубоко недоношенных детей, а также в хирургической коррекции врожденных пороков развития у новорожденных первого месяца жизни. Однако именно эти группы маленьких пациентов наиболее часто нуждаются в трансфузиях донорских компонентов крови, несущих в себе высокий риск передачи гемотрансмиссивных заболеваний и развития иммунологической несовместимости. Кроме того, донорами являются взрослые люди, кровь которых по клеточному и биохимическому составу значительно отличается от крови новорожденных. В частности, эритроциты новорожденных содержат фетальный гемоглобин, отличный по структуре от гемоглобина взрослых. С другой стороны, методики аутодонорства, такие как аутоплазмодонорство, нормоволемическая гемодилюция и реинфузия аутоэритроцитов, широко применяемые у взрослых пациентов, в силу очевидных причин неприменимы у новорожденных. Поэтому с начала 90 годов пуповинная кровь стала привлекать внимание трансфузиологов и неонатологов в качестве единственного в этой ситуации источника аутокомпонентов: эритроцитной массы и плазмы. На сегодняшний день над проблемой ауто-трансфузии пуповинной крови работают коллективы ученых практически во всех странах мира, при этом различные группы исследователей применяют принципиально различный подход. Так, японскими исследователями в основном изучается хранение и применение цельной пуповинной крови у недоношенных новорожденных с анемией и новорожденных с пороками развития, подлежащими

31

хирургической коррекции. Возможность разделения пуповинной крови на компоненты — плазму и эритроцитную массу с последующим хранением и применением последней, параллельно исследуют группы ученых трансфузиологов и неонатологов в ряде университетов Европы.

Сущность методики заключается в сборе пуповинной крови в предназначенные для этого одноразовые пластиковые трансфузионные системы, последующем ее разделении в закрытом контуре на эритроцитную массу и плазму путем центрифугирования с последующим хранением аутологичной эритроцитной массы в течении 21 дня и применением с целью лечения анемии различного генеза у новорожденных. Настоящая методика является единственным на сегодняшний день методом бескровной медицины, доступным для применения в неонатологической практике.

ГЕМОТРАНСФУЗИИ

Трансфузия эритроцитарной массы давностью не более 3 дней консервации - заместительное средство возмещения острых кровопотерь.

Целями проведения гемотрансфузии у детей являются:

1. Повышение кислородной ёмкости крови

2. Коррекция коагуляционных нарушений

В последние годы трансфузиологические знания пополнились и результаты рандомизированных клинических исследований свидетельствуют о преимуществах рестриктивной тактики назначения гемотрансфузий перед либеральной тактикой.

По данным Strauss R. (1991), из 38000 новорожденных, рождающихся ежегодно в США, 80% нуждались в многократных трансфузиях эритроцитов, полученных от многих доноров, объем которых в сумме нередко превышает собственный объем крови ребенка. Наиболее часто нуждаются в гемотрансфузиях новорожденные с низким весом при рождении (менее 1500 г).

Учитывая исходно имеющуюся в норме у новорожденных иммуносупрессию, усугубляющуюся при различных патологических состояниях, аллогенные трансфузии наносят иммунной системе ребенка тяжелейший удар, сводя на нет эффекты других лечебных воздействий. Что же касается методик «бескровной» медицины, то на сегодняшний день в практической деятельности врачей применяются только препараты эритропоэтина и гемостатические препараты, поскольку проведение различных процедур аутодонорства, регионарной анестезии, медикаментозной гипотонии невозможно у новорожденных в силу очевидных причин.

Особенности трансфузий у новорожденных определяются следующими параметрами (Румянцев А.Г., Аграненко В.А., 2002):

- физиологическими особенностями развития плода;

- малым объемом крови и высоким гематокритом;

- адаптивными изменениями обменных процессов;

- незрелостью иммунной системы новорожденного;

- более высоким числом трансфузий, которые получает каждый новорожденный и, соответственно, большими контактами с кровью доноров и, следовательно, риском возможной передачи с кровью инфекций и вирусов, развитием реакции «трансплантат против хозяина».

Показания к проведению малообъемных трансфузий у новорожденных

Наиболее значимым лабораторным показателем, определяющим необходимость гемотрансфузии, является гематокрит (а не уровень гемоглобина и количество эритроцитов). Этот показатель максимально коррелирует с объемом циркулирующих эритроцитов (ОЦЭ), в то время как у многих новорожденных сниженный уровень ОЦЭ часто сочетается с нормальными показателями гемоглобина.

Гемотрансфузия показана при:

- при рождении гематокрит менее 0,4;

- при кровопотере более 10% ОЦК;

- новорожденному с дыхательной недостаточностью (респираторный дистресс синдром) или пороками сердца при гематокрите менее 0,4 в первую неделю жизни;

- новорожденному без сердечно - сосудистой патологии при гематокрите менее 0,3, в первую неделю жизни и гематокрите менее 0,25 в последующем;

- при проведении хирургической операции гематокрит должен быть не менее 0,3

- при наличии клинически выраженных признаков тяжелой анемии и более высоких показателях (выше указанного уровня) гематокрита.

Подбор препаратов крови новорожденным

1. Новорожденным переливаются исключительно компоненты крови:

- эритроцитная масса или отмытые эритроциты. Использование цельной крови недопустимо из-за увеличения риска передачи вирусных инфекций (гепатиты, ЦМВ, ВИЧ и др.), сенсибилизации, реакции «трансплантат против хозяина».

2. Новорожденным переливается только «свежая кровь», срок хранения не более 5 суток. Длительное хранение консервированной крови предполагает снижение уровня 2, 3 - ДФГ, увеличение сродства Hb A к кислороду, что усиливает тканевую гипоксию путем снижения способности гемоглобина отдавать кислород тканям.

3. Определение группы крови ребенка должно проводится только поликлональными реактивами (стандартными изогемагглютинирующими сыворотками). Использование моноклональных реактивов (цоликлонов) приводит к большему числу ошибок при идентификации группы крови, что связано с узким спектром специфичности цоликлонов и незрелостью антигенных детерминант на мембране эритроцитов новорожденного

ребенка. Кроме того, при использовании цоликлонов не выявляется феномен полиагглютинабельности.

Эритроцитная масса является методом выбора для стандартных малообъемных трансфузий у новорожденных. Эритроцитную массу, лишенную лейкоцитов, и размороженные и отмытые эритроциты применяют в случаях, когда необходимо восстановление кислородтранспортной способности крови при наличии клинически выраженной анемии. Эритроцитная масса, лишенная лейкоцитов, предпочтительнее при наличии у новорожденных с анемией температурных реакций и для предупреждения CMV; размороженные и отмытые эритроциты следует применять при температурных и/или аллергических реакциях, высоком уровне внеклеточного калия и молочной кислоты.

В большинстве отделений неонатологии доза применяемых простых трансфузий эритроцитов является стандартной – 5-10 мл на кг массы тела в замедленном темпе. Новорожденные особенно чувствительны к циркуляторным перегрузкам, поэтому скорость и объем трансфузий должны четко контролироваться. Безопасной считается скорость введения 5 мл на кг в час (скорость может повышаться только при активном кровотечении). Более низкая скорость трансфузии рекомендуется только при наличии риска сердечно-легочной недостаточности (приказ Министерства здравоохранения РФ № 363 от 25 ноября 2002 г).

Одни из первых доказательств иммуносупрессивного действия гемотрансфузий были получены при анализе результатов трансплантации почек у больных, имевших в анамнезе различное количество переливаний компонентов крови (Opelz G. et al., 2003; M. Raghavan, 2005). У реципиентов аллогенной почки, получавших гемотрансфузии в течение длительно времени, снижалась пролиферативная активность лимфоцитов на митогены и антигены, антигенпрезентирующая функция макрофагов, активность естественных киллеров, Т- клеточная пролиферация и секреция лимфокинов (Fisher E. et al., 2004), уменьшалось число естественных киллеров и отмечалась инверсия соотношения хелперов/супрессоров за счет снижения CD 4+ лимфоцитов, увеличивалось количество CD 8+ клеток, В-лимфоцитов (Глазанова Т.В, и соавт., 2011; Gafter U. et al., 1992).

Также большой интерес представляют данные об инфекционных осложнениях у больных хирургическими методами лечения. Так, если послеоперационные инфекции у хирургических больных наблюдаются примерно в 5% случаев, то у реципиентов, получивших 2 и более гемотрансфузии аллогенной крови, их частота возрастает до 20-30% (Demirel G. et al., 2012).

Проникновение в периферическую кровь большого количества антигенного материала, одновременно обладающего аллогенными, подобными и идентичными организму реципиента детерминантами, вызывает многообразные изменения в иммунной системе (Титов Л.П., 2009).

Иммуносупрессия индуцируется и некоторыми факторами нормальной плазмы – растворимые HLA- антигены, фермент трансглютаминаза (т.н. фибристабилизирующий фактор, или XIII) имеют выраженное иммунносупрессивное действие на Т-лимфоциты и способствуют пролиферации В-лимфоцитов. Введение препаратов плазмы и концентратов факторов свертывания, содержащих значительное количество фибриногена, приводит к повышению уровня α-2–макроглобулина, являющегося иммуносупрессивным агентом, ингибитором ИЛ-1, способным подавлять пролиферацию лимфоцитов, естественную цитотоксичность и антителозависимый киллинг (Рагимов А., Дашкова Н.Г., 2004).

Помимо иммунных реакций, обусловленных групповыми антигенами эритроцитов, посттрансфузионные осложнения могут быть обусловлены несовместимостью по специфическим антигенам тромбоцитов, лейкоцитов, компонентов плазмы. Одним из самых тяжёлых подобных осложнений является IgA-анафилактическая реакция, встречающаяся с частотой 1 на 20000 - 47000 переливаний (Sandler S.G. et al., 1995).

Неспецифическое иммуностимулирующее влияние донорской крови на организм реципиента также нельзя считать вполне обоснованным. Оказываемое воздействие может приводить как к снижению, так и к извращению иммунного ответа (реакция трансплантат против хозяина) (Писциотто П., 1998, Абдулкадыров К.М., 2010).

Гемотрансфузия достоверно влияет на развитие тяжелых форм ретинопатии недоношенных новорожденных (Анисимова А. В. И др., 2007; Абрамян Р.А, с соавт., 2012), утяжеление некротического энтероколита у детей с ОНМТ и ЭНМТ при многократных гемотрансфузиях (Demirel G. et al., 2012).

Выяснение механизмов иммунносупрессивного воздействия на организм реципиента гемотрансфузий нуждается в дальнейшем изучении. В настоящее время не вызывает сомнений, что гемотрансфузии существенным образом влияют на иммунную систему организма и в конечном итоге предопределяют течение различных заболеваний – инфекций, онкологической патологии, приживление трансплантата и др.

Клеточный иммунитет новорожденных с очень низкой массой тела при рождении и метод лечения ранней анемии недоношенных (собственные данные)

Формирование здоровья ребенка, полноценность его развития, способность адекватно реагировать на внешнее и внутреннее воздействие во многом зависят от структуры и функции поверхностного фенотипа лимфоцитов (Сенькевич О.А., 2012).

Учитывая имеющуюся исходно в норме у новорожденных относительную иммуносупрессию, усугубляющуюся при различных патологических состояниях (Сметанина Е.А. и др., 2010), аллогенные трансфузии наносят иммунной системе ребенка тяжелейший удар, сводя на нет эффекты других лечебных воздействий.

При выявлении у детей клинико-лабораторных признаков анемии при наличии показаний и отсутствии противопоказаний необходимо решить вопрос о методе коррекции анемии. В наших исследованиях коррекция РАН проводилось с применением заместительной терапии препаратами аллогенной крови (1 подгруппа), использованием в терапии фармакологического препарата человеческого эритропоэтина «Рекормон» (2 подгруппа) и была сформирована группа сравнения, в которую включены новорожденные основной группы, не получавшие ни гемотрансфузии, ни Рекормон. Всем новорожденным основной группы проводилось лечение основного (или нескольких) заболеваний, симптоматическая терапия в сочетании со стандартной терапией РАН (Сенькевич О.А. и др., 2012)

Группы были сопоставимы по основным анализируемым показателям, в том числе и по степени тяжести анемии, что давало возможность для проведения объективных сравнительных исследований.

На первом этапе мы провели сравнение полученных показателей клеточного иммунитета у детей, родившихся в срок и новорожденных с основной группы, для определения референтных значений и установления исходного иммунного статуса недоношенных (Сметанина Е.А. и др., 2011).

В пуповинной крови новорожденных основных подгрупп и группы сравнения проведено определение важнейших параметров клеточного звена иммунитета, включающих исследование Т-лимфоцитов (CD3+, CD4+, CD8+, CD4+/CD8+) и В-лимфоцитов (таблица 4).

Таблица 4

Показатели клеточного иммунитета пуповинной крови новорожденных (M±m)

Показатели	Основная группа (n=88)	Группа контроля (n=30)	P
Лейкоциты (x10⁹/л)	10,3 ±0,5*	12,6 ±0,7	p = 0,014
Палочкоядерные нейтрофилы (%)	3,9 ± 0,6	2,6 ±0,3	p = 0,053
Нейтрофилы (x10⁹/л)	4,3 ±0,6	6,1 ±0,8	p = 0,064
Лимфоциты (x10⁹/л)	6,3 ± 0,6*	4,0 ± 0,3	p = 0,011
CD3+ лимфоциты (%)	61,3±3,6*	72,2 ±2,3	p = 0,039
CD4+ лимфоциты (%)	34,5 ±4,3	58,3 ± 4,8	p = 0,043
CD8+ лимфоциты (%)	21,3 ±3,5	21,2 ± 1 ,9	p = 0,069
CD4+/CD8+	1,7 ±0,6*	2,8 ±0,7	p = 0,019
CD16+ лимфоциты (%)	17,5 ±3,4*	9,2 ±1,9	p = 0,021
CD20+ лимфоциты (%)	22,1±2,4*	28,7±1,2	p = 0,034

Примечание: * – достоверные различия между группами (p < 0,05).

Т.о., нами было достоверно установлено, что при рождении у глубоконедоношенных детей существуют исходное более низкие значения всех исследованных показателей клеточного иммунитета по сравнению с новорожденными, родившимися в срок, причем по всем исследуемым параметрам отличия достигали высокодостоверных значений. Достоверных различий в исследуемых показателях клеточного иммунитета выживших детей и новорожденных, погибших в неонатальном периоде, нами не обнаружено.

По результатом анализа показателей клеточного звена иммунитета новорожденных с ЭНМТ и ОНМТ при рождении, проведенного с целью определения влияния различных методов коррекции анемии недоношенных на некоторые параметры клеточного иммунитета (Сметанина Е.А. и др., 2011), установлены достоверные различия в показателях клеточного иммунитета CD3, CD4, CD8, отношение CD4\CD8, CD16. У новорожденных после гемотрансфузии отмечается тенденция к снижению вышеуказанных показателей клеточного иммунитета. При этом общее количество лейкоцитов, лимфоцитов и палочкоядерных нейтрофилов после гемотрансфузии достоверно выше, что может свидетельствовать о напряжении иммунитета в ответ на введение донорских компонентов крови.

Таблица 5

Показатели лейкоцитов и фенотипа лимфоцитов в возрасте 1 месяца жизни у недоношенных новорожденных с РАН в зависимости от терапевтической тактики (M±m)

Показатели	Гемотрансфузия	Эритропоэтин	Станд. терапия
Лейкоциты (x10^9/л)	10,7 ±0,6	11,3 ±0,5 [2]	9,7±0,6
Палочкоядерные нейтрофилы (%)	4,3± 0,6	3,3 ±0,3	3,0 ± 0,7
Нейтрофилы (x10^9/л)	5,9 ± 0,7	4,8 ±0,7 [2]	4,0 ±0,6 [3]
Лимфоциты (x10^9/л)	2,8 ± 0,5 [1]	4,4 ± 0,6	4,3 ± 0,6 [3]
CD3+ лимфоциты (%)	47,1 ±3,1 [1]	57,1 ±3,3 [2]	67,2 ±4,0 [3]
CD4+ лимфоциты (%)	33,2 ±5,2 [1]	46,6 ±4,0 [2]	51,2 ± 3,2 [3]

CD8+ лимфоциты (%)	18 ±3,3 [1]	23 ±2,8 [2]	29,4 ± 2,9 [3]
CD4+/CD8+	1,84 ±0,2	2,02 ±0,1	1,67 ±0,2
CD16+ лимфоциты (%)	13,5 ±2,1 [1]	18,9 ±2,0	19,9 ±1,9 [3]
CD20+ лимфоциты (%)	17,1 ±1,2	19,7 ±2,0	18,1 ±2,1

Примечание: достоверные отличия между подгруппами:

[1] - группа 1 и группа 2;

[2] - группа 2 и группа 3;

[3] - группа 1 и группа 3.

Полученные нами данные демонстрируют достоверное снижение основных показателей клеточного иммунитета в динамике постнатальной жизни у детей, которым с целью коррекции РАН произведена трансфузия аллогенной крови, при этом некоторые показатели (CD3, CD4, CD8, CD16) также были снижены и в подгруппе, где проводилась терапия анемии по стандартной схеме.

При этом в группе недоношенных, которым проводилась гемотрансфузия, отмечается более существенное снижение показателей и более длительное восстановление уровня гемоглобина, гематокрита, эритроцитов. При сравнительном анализе полученных данных имеющиеся различия в основной группе достигали статистической значимости (p < 0,05), что может свидетельствовать о негативном воздействии препаратами аллогенной крови и угнетении собственного эритропоэза.

Определены показатели гемограммы детей, составивших объект исследования, в динамике постнатальной жизни и установлено, что имеются существенные отличия в гемограмме новорожденных основной группы и контрольной группы, а именно исходно более низкие показатели красной крови по сравнению с детьми, родившимися в срок. При этом в группе недоношенных, которым проводилась гемотрансфузия, отмечается более существенное снижение показателей и более длительное восстановление уровня гемоглобина, гематокрита, эритроцитов. При сравнительном анализе полученных данных имеющиеся различия в основной группе достигали статистической значимости ($p < 0,05$), что может свидетельствовать о негативном воздействии препаратами аллогенной крови и угнетении собственного эритропоэза.

Заключение

Выбор терапевтической тактики РАН зависит от гестационного возраста ребенка и выраженности клинико-лабораторных проявлений анемического синдрома. При рождении недоношенного ребенка с ЭНМТ и ОНМТ препаратом выбора должен быть фармацевтический препарат человеческого рекомбинантного эритропоэтина Рекормон, при применении которого при лечении РАН происходит наиболее быстрое восстановление сниженных показателей клеточного иммунитета при надежном лечении РАН.

С целью снижения риска дефицита основных показателей клеточного звена иммунитета недоношенных детей, родившихся с ЭНМТ и ОНМТ, при выхаживании необходимо минимизировать применение аллогенных препаратов крови, предпочтение должно отдаваться консервативным методам коррекции ранней анемии недоношенных с применением фармацевтических препаратов человеческого рекомбинантного эритропоэтина (Рекормон).

Для обоснования патогенетических подходов к корригирующей терапии ранней анемии недоношенных у новорожденных с ОНМТ при рождении необходимо продолжить исследования влияния переливания переносчиков газов крови на иммунную систему глубоконедоношенных новорожденных. Учитывая наличие в пуповинной крови клеток-предшественниц иммунной системы, можно предположить благотворное влияние на иммунную систему глубоконедоношенных детей компонентов, полученных из пуповинной крови ребенка, аутогемотрансфузий пуповинной крови.

ПРИЛОЖЕНИЯ

Приложение 1

Картина крови у недоношенных детей

Возраст	Гемоглобин (г/л)	Эритроциты ($1*10^{12}$/л)	Цветной показатель	Лейкоциты ($1*10^9$/л)	СОЭ (мм/час)	Гематокрит	Средний диаметр эритроцитов (мкм)
Масса при рождении 1000 – 1500г							
1 д	210+0,5	5,5+0,1	1,1+0,02	6,8+0,539	2+0,3	0,66+0,03	7,8+0,03
7 д	190+0,4	5,1+0,10	1,1+0,02	8,9+0,437	3+1,0	0,64+0,02	7,0+0,01
1 мес	147+0,54	4,2+0,12	1,0+0,01	9,4+0,381	5+1,0	0,47+0,04	7,0+0,01
2 мес	110+0,3	3,7+0,05	0,9+0,02	9,2+0,638	8+1,0	0,28+0,01	6,8+0,2
3 мес	104+0,6	3,5+0,09	0,9+0,01	10,0+0,530	6+2,0	0,27+0,01	6,8+0,2
Масса при рождении 1501 – 2000г							
1 д	216+0,4	5,8+0,09	1,0+0,02	8,9+0,666	1+0,1	0,74+0,03	7,3+0,1
7 д	198+0,55	5,4+0,15	1,1+0,02	8,1+0,485	2+0,1	0,68+0,03	7,5+0,1
1 мес	150+0,4	4,3+0,09	1,0+0,03	8,9+0,459	5+1,0	0,44+0,02	7,0+0,1
2 мес	113+0,2	3,6+0,08	0,9+0,01	9,9+0,665	7+3,0	0,31+0,03	6,8+0,09
3 мес	114+0,2	3,6+0,06	0,9+0,01	8,5+0,562	7+2,0	0,33+0,02	6,7+0,2
Масса при рождении 2001 – 2500г							
1 д	196+0,6	5,3+0,17	1,0+0,02	8,6+0,647	2+0,3	0,78+0,05	7,4+0,07
7 д	188+0,8	5,3+0,21	1,0+0,03	8,4+0,367	2+0,5	0,69+0,04	7,0+0,2
1 мес	135+0,31	4,05+0,08	1,0+0,01	8,8+0,445	6+1,0	0,43+0,03	7,3+0,03

2 мес	113+0,24	3,6+0,09	0,9+0,02	10,11+0,195	8+1,0	0,35+0,06	7,3+0,03
3 мес	110+0,14	3,7+0,06	0,9+0,01	8,5+0,109	7+2,0	0,28+0,02	7,3+0,03

Приложение 2

Изменение концентрации гемоглобина (г/л) в крови недоношенных новорожденных в зависимости от массы тела при рождении и возраста

МТ при рождении, г	2 нед	4 нед	6 нед	8 нед	10 нед
800 -1000	160 (141-187)	100 (68-132)	87 (70-102) г	80 (71-98)	80 (69-102)
1001 - 1200	164 (141-187)	128 (78-153)	105 (72-123)	91 (78-104)	85 (70-100)
1201 -1400	162 (136-188)	134 (88-162)	109 (85-133)	99 (80-118)	98 (84-113)
1401 - 1500	156 (134-178)	117 (97-137)	105 (91-119)	98 (84-120)	99 (84 -114)
1501 - 2000	156 (135-177)	110 (96-140)	96 (88-115)	98 (84 -121)	101 (86-118)

Приложение 3

Характеристика острой и хронической кровопотери у новорожденных

Характеристика	Острая кровопотеря	Хронические кровопотери
Клиника	Острый дистресс, бледность, вялость, частое дыхание, тахикардия, слабый пульс, отсутствие гепатоспленомегалии	Заметная бледность, иногда могут быть признаки врожденного порока сердца и гепатоспленомегалии
Венозное давление	Низкое	Нормальное или повышенное
Концентрация гемоглобина	Вначале нормальная, затем быстро падает в течение первых	Низкая при рождении

45

	24 часов жизни	
Морфология эритроцитов	Нормохромные макроциты	Гипохромные макроциты анизоцитоз и пойкилоцитоз
Сывороточное железо	Нормальное при рождении	Низкое при рождении
Лечение	Инфузионная терапия и трансфузия эритроцитарной массы, позднее - терапия препаратами железа	Терапия препаратами железа в тяжелых случаях трансфузия эритроцитов

Содержание железа в сыворотке нормальное в первом случае и сниженное во втором.

Приложение 4

Средние значения эритроцитарных индексов в зависимости от возраста ребенка

Возраст	Hв (г/л)	Ht (%)	RBC (10^{12}/л)	MCV (фл)	MCH (пг)	MCHC (г\дл)
Пуповинная кровь	171±1,8	52,0±5	4,64±0,5	113±6	37±2	330±1
1 день	194±2,1	58,0±7	5,3±0,5	110±6	37±2	33±1
24-37 дней	141±1,9	45,0±7	4,35±0,6	104±11	32±3	31±3
2-2,5 мес	114±1,1	38,0±4	3,75±0,5	101±10	30±3	30±2
3-3,5 мес	112±0,8	37,0±3	3,88±0,4	95±9	29±3	30±2
5-7 мес	115±0,7	38,0±3	4,21±0,5	91±9	27±3	30±2
11-13 мес	119±0,6	39,0±2	4,44±0,4	88±7	27±2	30±1
1,5- 3 года	118±0,5	39,0±2	4,45±0,4	87±7	27±2	30±2
5 лет	127±1,0	37,0±3	4,65±0,5	80±4	27±2	34±1
10 лет	132±1,2	39,0±3	4,8±0,5	81±6	28±3	34±1
Юноши	155±1,1	46,0±3,1	5,11±0,3	90,1±4,8	30,2±1,8	33,7±1.1

Девушки	137±1,0	40,9±3	4,51±0,3			

Показатели автоматического гематологического анализатора

1. RBC – Количество эритроцитов
2. MCV - Средний объем эритроцита
3. RDW – Ширина распределение эритроцитов по объему
4. HGB - Гемоглобин
5. MCH - Среднее содержание гемоглобина в эритроците
6. MCHC - Средняя концентрация гемоглобина в эритроцитах
7. HCT - Гематокрит
8. WBC – Количество лейкоцитов
9. LYM, LYM% - Лимфоциты
10. MON, MON% - Моноциты
11. NEU, NEU% - Нейтрофилы
12. EOS, EOS% - Эозинофилы
13. BAS, BAS% - Базофилы
14. MED, MED% - Бластные клетки в абсолютных и относительных значениях
15. WBC Histogram - Распределение лейкоцитов по объему
16. PLT - Тромбоциты
17. PCT - Тромбокрит
18. MPV - Средний объем тромбоцита
19. PDW – Ширина распределение тромбоцитов по объему
20. PLT/RBC Histogram - Распределение тромбоцитов/эритроцитов по объему

Литература

1. Абдулкадыров, К. М. Влияние гемокомпонентной терапии на иммунный статус различных категорий пациентов (Медицинская технология)[Текст] / К. М. Абдулкадыров, Л. Н. Бубнова, Т. В. Глазанова. – СПб., 2010. – С. 16.

2. Баркаган, З. С. Руководство по гематологии [Текст] / З. С. Баркаган. – М. : Ньюдиамед, 2005. – С. 526.

3. Володин, Н. Н. Неонатология. Национальное руководство [Текст]: 2010.

4. Жетишев, Р. А. Ранняя анемия недоношенных детей [Текст]: методическое пособие / Р. А. Жетишев. – Нальчик, 2003. – С. 32./ Н. Н. Володин. – М. : ГЭОТАР-Медиа, 2008. – С. 749.

5. Дефицит железа у детей и подростков. Причины, диагностика, лечение, профилактика. Учебное пособие для системы послевузовского профессионального образования врачей педиатров /Под ред. проф. Г.А. Самсыгиной и др. - М., 2006. – 32 с.

6. Захарова И.Н., Коровина Н.А., Малова Н.Е. Современные аспекты диагностики и лечения железодефицитных состояний у детей // Вопросы современной педиатрии 2006, т. 1, № 1, репринт.

7. Захарова И.Н., Горяйнова А.Н., Мачнева Е.Б., Дмитриева Ю.А., Мозжухина М.В. Дефицит железа у детей раннего возраста и способы его коррекции.// Вопросы современной педиатрии. - 2013. - Том 12. - № 2. - С. 52-58.

8. Казюкова Т.В., Тулупова Е.В., Алиева А.М., Шевченко Н.Н., Панкратов И.В., Дудина Т.А., Мамукова Ю.И., Левина А.А. Стратегия лечения железодефицитной анемии у детей раннего возраста. Педиатрия.- 2012.- Том 91.- № 4. С. 89 - 97.

9. Ковригина Е. С. Современные методы оценки метаболизма железа в дифференциальной диагностике и контроле эффективности лечения

микроцитарных анемий у детей и подростков. Автореферат диссертации на соискание уч. степени канд. мед. наук, Москва, 2008. С 28.

10. Конь, И. Я. Роль алиментарного фактора в развитии железодефицитной анемии у детей раннего возраста. Дефицит железа и железодефицитная анемия у детей [Текст] / И. Я. Конь, В. И. Куркова // Славянский диалог. – 2001. – С. 87–98.

11. Кузник Б.И. Общая гематология : гематология детского возраста : учеб. пособие / Б.И. Кузник, О.Г. Максимова. – Ростов н/Д. : Феникс, 2007. – 573 с.

12. Малкоч А.В., Анастасевич Л.А, Филатова Н.Н. Железодефицитные состояния и железодефицитная анемия у женщин детородного возраста. // Лечащий врач. - 2013. - № 4. - С. 37 - 41

13. Неонатология / под ред. Н.Н.Володина - М. ГЭОТАР-Медиа, 2007. - 413с.

14. Низовцева, О. А. Практические подходы к диагностике и лечению железодефицитной анемии [Текст] / О. А. Низовцева. – Трудный пациент. – 2010. –№ 1. – С 18–22.

15. Писциотто, П. Трансфузии, связанные с синдромом трансплантат против хозяина, и облучение компонентов крови [Текст] / П. Писциотто // В сб. «Актуальные темы трансфузионной медицины». – Екатеринбург: Дельрус, 1998. – С. 3–13.

16. Рагимов, А. А. Трансфузионная иммунология [Текст] / А. А. Рагимов, Н. Г.Дашкова. – М. : МИА. – 2004. – 270 с.

17. Сахарова, Е.С. Современные принципы патогенетического лечения анемии недоношенных детей [Текст] / Е.С.Сахарова, Е.С. Кешишян // Российский вестник перинатологии и педиатрии. – 2004. – № 1.– С.16–19. \

18. Сенькевич, О. А. Микроэлементный дисбаланс в формировании патологии маловесных новорожденных на Дальнем Востоке [Текст]: автореф. дис. ...докт. мед.наук / О. А. Сенькевич. – Хабаровск, 2009. – 42 с.

19. Сенькевич О.А., Сиротина З.В., Сметанина Е.А. Выживаемость недоношенных детей с очень низкой массой тела при рождении в г. Хабаровске// Сборник материалов 14 Конгресса педиатров России с международным участием «Актуальные проблемы педиатрии».- Москва, 15-18 февраля 2010. – С. 723

20. Сметанина Е.А., Сенькевич О.А. Клинико-иммунологический ответ здоровых новорожденных на родовой стресс// Сборник материалов 1-го съезда педиатров Дальнего Востока «Актуальные вопросы охраны материнства и детства на современном этапе».- Хабаровск, 2010. – с. 296-297

21. Сметанина Е.А., Сенькевич О.А., Бабух Т.В. и др. Клинико-иммунный ответ на гемотрансфузию новорожденных с очень низкой массой тела. // Сборник материалов 15 Конгресса педиатров России с международным участием «Актуальные проблемы педиатрии».- Москва, 14-17 февраля 2011. – С.813

22. Сметанина Е.А., Сенькевич О.А., Бабух Т.В. Влияние аллогенной крови на состояние клеточного иммунитета недоношенных новорожденных// Сборник научных трудов Дальневосточной региональной научно-практической конференции «Актуальные проблемы педиатрии».- Хабаровск, 16 сентября 2011. – С.154

23. Сенькевич О.А. Сметанина Е.А. Иммунный статус детей с очень низкой массой тела при рождении при консервативном лечении ранней анемии недоношенных// Сборник материалов XVI Конгресса педиатров России с международным участием «Актуальные проблемы педиатрии», Москва, 24–27 февраля, 2012 г. – С. 679

24. Сенькевич О.А., Сметанина Е.А., Дорофеев Е.Е. Влияние коррекции ранней анемии недоношенных препаратами аллогенной крови на состояние клеточного иммунитета детей с очень низкой массой тела при рождении //Дальневосточный медицинский журнал, 2012, № 1, С. 71-74

25. Сенькевич О.А., Сметанина Е.А., Езерский Р.Ф. Оценка клеточного иммунитета новорожденных с очень низкой массой тела при рождении при выборе метода лечения ранней анемии недоношенных. Тихоокеанский медицинский журнал, 2012, №4, С. 48 – 50

26. Donato, H. Recombinant erythropoietin as treatment for hyporegenerative anemia following hemolytic disease of the newborn [Text] / H. Donato, V. Bacciedoni, C.García, G. Schvartzman //Archivosargentinos de pediatría. –Apr. 2009. – 107 (2).– P. 119–125.

27. Klipp, M. Effects of erythropoietin on erythrocyte deformability in non-transfiised preterm infants [Text] / M.Klipp, A. U. Holzwarth, J. M. Poeschl [et al.] //ActaPaediatr. Germany. – 2007. –96(2). – P. 253.

28. Randomized trial of early versus late enteral iron supplementation in infants with a birth weight of less than 1301 grams: neurocognitive development at 5.3 years' corrected age / J. Steinmacher [et al.] // Pediatrics. – 2007. - 120(3). – P. 538-546.

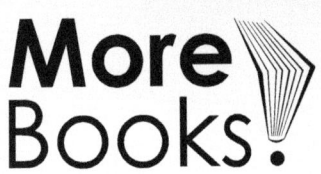

More
Books!

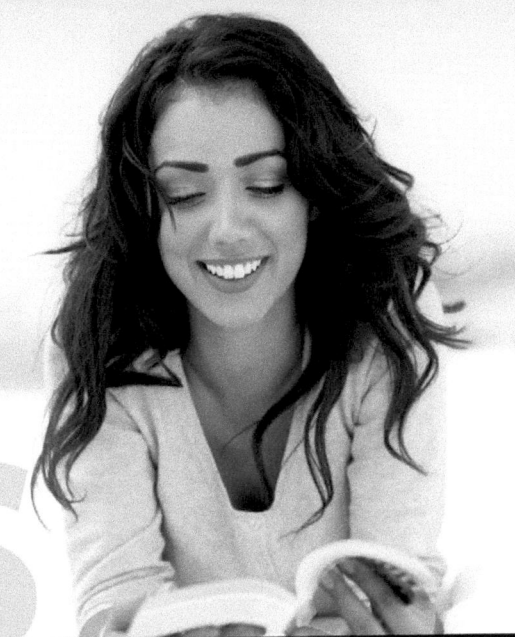

yes

i want morebooks!

Покупайте Ваши книги быстро и без посредников он-лайн – в одном из самых быстрорастущих книжных он-лайн магазинов! окружающей среде благодаря технологии Печати-на-Заказ.

Покупайте Ваши книги на

www.more-books.ru

Buy your books fast and straightforward online - at one of world's fastest growing online book stores! Environmentally sound due to Print-on-Demand technologies.

Buy your books online at

www.get-morebooks.com

VDM Verlagsservicegesellschaft mbH

VDM Verlagsservice-gesellschaft mbH

Heinrich-Böcking-Str. 6-8   Telefon: +49 681 3720 174   info@vdm-vsg.de
D - 66121 Saarbrücken   Telefax: +49 681 3720 1749   www.vdm-vsg.de

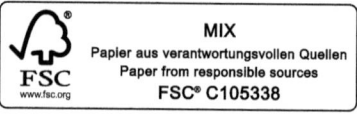

Printed by Books on Demand GmbH, Norderstedt / Germany